AF585910

Dr Maurice DUCOSTÉ (de Bordeaux)

LES SONGES D'ATTAQUES DES ÉPILEPTIQUES

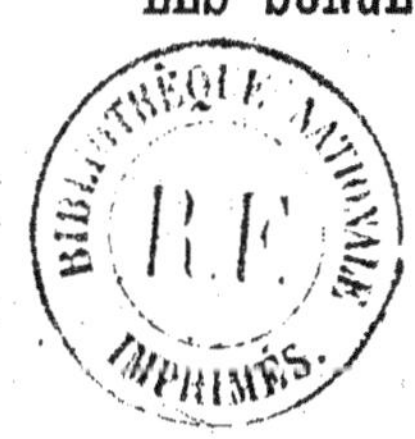

A mon excellent ami et compatriote
Henri Naïster,
En souvenir de trente années d'amitié
fidèle.

Dr Maurice DUCOSTÉ (de Bordeaux)

Maurice Ducosté
12 août 1900
Paris

LES SONGES D'ATTAQUES DES ÉPILEPTIQUES

J'ai cité, dans ma thèse (1), l'observation d'un épileptique qui posait le diagnostic de ses attaques rien que par le souvenir que lui laissait un rêve toujours le même. Je disais à ce propos: « J'ai remarqué bien des fois le caractère particulièrement terrifiant et pénible des rêves que les épileptiques ressentent dans leurs nuits comitiales et la certitude avec laquelle ils affirment leurs crises d'après les seuls caratères de ces rêves. C'est ce qu'on pourrait appeler, assez justement je crois, *l'onirocritie comitiale.* »

« L'art d'interpréter les songes » des épileptiques — l'onirocritie comitiale, comme je l'ai appelé — n'a rien de merveilleux. Je suis convaincu que pour le diagnostic précoce de l'épilepsie son importance est grande ; je suis convaincu — et j'espère entraîner le conviction de ceux qui me liront — que si l'on étudiait les rèves avec un esprit absolument scientifique, bien des épilepsies méconnues seraient dépistées, et peut-être guéries.

La valeur séméiologique des rêves est réelle. En dépit de quelques efforts méritoires, c'est toute une voie nouvelle à parcourir.

Je ne parlerai ici que des rêves des épileptiques : aussi bien, ce sont, à l'heure actuelle, les plus importants au point de vue séméiologique.

Ce n'est que tout récemment qu'on a étudié, avec attention, les rêves comitiaux. Je citerai seulement pour mémoire Macario, Hughlings Jackson, Chaslin, Putnam, Hrdlicka, Venturi. Leurs travaux ne nous donnent pas de notions assez précises pour qu'on puisse les utiliser dans la pratique. Avec S. de Sanctis commencent des études plus pénétrantes. On trouvera dans ses ouvrages de nombreuses remarques sur le sommeil et les rêves des épileptiques; la comparaison que le psychiatre romain établit entre ces mêmes phénomènes observés chez les comitiaux et les hystériques ne manque pas d'intérêt...

(1) Maurice Ducosté. *De l'épilepsie consciente et mnésique, et en particulier d'un de ses équivalents psychiques : le suicide impulsif conscient,* th. de Bordeaux, 1899. Paris, Vigot frères.

Thomayer (1), qui à plusieurs reprises a parlé des rêves des épileptiques, pense que des accès de petit mal survenant pendant le sommeil peuvent laisser dans la conscience des. rêves dont les grandes lignes restent semblables et qui sont la manifestation de troubles hallucinatoires post-paroxystiques. Le même auteur a décrit d'autres rêves qui font partie de l'accès lui-même. Je ne connais cette étude que par une analyse très sèche (2) et ne sais pas, à mon grand regret, ce que sont ces rêves dont parle Thomayer.

Ch. Féré (3) attire l'attention en 1897 sur les «rêves d'accès» des épileptiques. Son mémoire court, mais substantiel, introduisit dans la science une notion d'une importance pratique incontestable.

Que sont donc les «rêves d'accès» de Féré ?

« Le malade, dit l'auteur, raconte qu'en se réveillant à son heure habituelle, il lui restait le souvenir d'avoir éprouvé tous les phénomènes qui constituent l'aura de ses accès, puis qu'il s'est senti perdre connaissance ou qu'il avait senti des convulsions qu'il décrit. Rien n'a été dérangé dans son,lit, il ne s'était pas mordu la langue et n'avait pas uriné comme dans ses accès ; les personnes qui couchaient dans la chambre ou partageaient son lit n'avaient pas été réveillées comme d'habitude ; s'il se sentait un peu las, il n'éprouvait pas la courbature bien reconnaissable qui lui révèle ses accès nocturnes. »

Ainsi, rêve dans lequel le malade se sent le théâtre d'une crise épileptique, sans qu'il ait eu réellement cette crise, voilà ce que Féré appelle «rêve d'accès». Car «c'est un véritable accès en miniature qui laisse une trace dans la conscience».

Si l'on remarque — et cela se détache des trois observations données par l'auteur — que «les rêves d'accès peuvent constituer un symptôme précurseur d'accès qui ne se sont pas encore produits ou qui vont se reproduire, et qu'au cours d'un traitement ils peuvent faire présager l'éloignement ou la cessation des accès», on ne niera pas l'intérêt qui s'attache à la constatation de ces rêves, les sources précieuses qu'ils apportent au clinicien et pour la diagnostic de l'épilepsie en elle-même et pour le pronostic de sa marche.

En dehors des rêves d'accès de Féré, les épileptiques peuvent

(1) Thomayer. La signification de quelques rêves (*Revue neurol.*, 1897 p. 98).

(2) D'Haskovek (de Prague), In *Revue neurol.*, 1898, p. 118 (d'après *Casopis ceskych Leharu*, 1897).

(3) Ch. Féré. Les rêves d'accès chez les épileptiques (*Méd. moderne,* 1897. p. 777).

présenter des songes d'une importance pratique plus grande encore, et dont les détails et la signification sont bien différents. Je les appelle *songes d'attaques*.

J'en vais citer d'abord quelques exemples; j'en dégagerai les traits essentiels; j'en ferais peser ensuite l'importance.

Les observations qu'on va lire sont très écourtées en ce qui ne concerne pas les songes.

Observation I. — J... (Ernestine), vingt-neuf ans. Père mort: pas de renseignements précis. Mère saine. Quatre sœurs: l'une est hystérique, une autre épileptique larvée. Notre malade a eu ses premières attaques à seize ans. Très nombreuses d'abord, elles sont devenues plus rares, quoique encore fréquentes. Mariée, sans enfants.

Songe. — Elle est immobile et nue au milieu d'une mer immense dont l'eau est très froide; elle est baignée jusqu'à la moitié des seins, où la sensation de froid est très pénible. Elle est angoissée sans savoir pourquoi. Soudain, du fond de l'horizon, elle voit accourir une énorme pieuvre dont les bras battent l'eau avec rapidité. Elle voudrait fuir et ne peut. La pieuvre l'atteint, l'enserre de ses tentacules depuis les pieds jusqu'aux seins; elle sent ces tentacules froids et visqueux glisser lentement de bas en haut. Au niveau de sa poitrine, la pression de la bête est telle qu'Ernestine suffoque. Ses bras et ses jambes sont immobilisés par les tentacules de la pieuvre. Ernestine ne peut faire un mouvement... Cependant arrivent de toutes parts des homards et des marsouins rouges qui l'entourent et poussent des cris stridents. La pieuvre essaie de les écarter de ses tentacules. Ernestine en profite pour dégager ses bras et repousser ses assaillants. L'eau est toute rouge de son sang qui coule en abondance par tous les trous que les ventouses de la pieuvre ont faits à sa peau. Au loin, la victime aperçoit un immense brasier qui reflète sur l'eau: c'est un phare; elle marche vers lui. Mais les homards la pincent, les requins la mordent et la pieuvre suce son sang de plus belle; elle se démène, jette ses jambes et ses bras dans toutes les directions et marche toujours, mais péniblement. Elle glisse et tombe dans l'eau; sa tête plonge, elle se relève; un homard lui a saisi un œil et l'énuclée; un autre lui serre les tempes; elle veut crier et ne peut pas. Elle marche toujours vers la lueur du phare, puis elle s'affaiblit de plus en plus, fait une dernière résistance; les pinces du homard qui la tiennent aux tempes s'enfoncent dans son crâne, fouillent son cerveau: une épouvantable douleur dans la tête; elle se sent mourir, se laisse aller à la dérive... meurt.

Ce songe est connu de la malade depuis très longtemps. Elle affirme en avoir été frappée même avant d'avoir eu des attaques. Au réveil, lorsqu'elle a fait ce songe, Ernestine est non seulement bouleversée, hébétée, rompue, mais encore son lit est souillé de matières fécales; elle se mord la langue. Dans les attaques diurnes, elle ne rêve pas. Cependant, deux ou trois fois, le soir, étant assoupie près du feu, elle eut une attaque: elle fit le songe.

Obs. II. — V... (Marie), trente-cinq ans.

Songe. — C'est le soir; le soleil se couche, illuminant en rouge la campagne et le ciel. Marie est debout dans un champ de trèfle; elle ne sait pas pourquoi elle est là. Un taureau monstrueux galope dans le champ, fait de ses pieds voler des pierres qui frappent Marie au ventre et à la poitrine; effrayée, elle le laisse venir sans penser à fuir; l'animal se précipite sur elle, la renverse, la piétine sans qu'elle résiste. Enfin, elle songe à combattre, frappe de ses pieds le ventre de l'animal, le saisit par les testicules, les arrache ; un flot de sang s'écoule, le taureau se retourne et, furieux, lui enlève la tête au bout des cornes ; elle sent son cou se déchirer et sa tête traversée de bas en haut par la corne. Elle a conscience qu'elle meurt et que sa tête dit : « Ça y est. »

Je n'ai rien à dire sur les antécédents de cette malade, qui me consulta pour des migraines dont elle souffre fréquemment. Elle n'a pas souvenir d'avoir eu des attaques.

Obs. III. — S... (Hippolyte), cinquante-trois ans. Père mort original ; mère morte, mélancolique (?). Deux frères, très violents, sont partis depuis longtemps pour les colonies ; pas de renseignements. Le malade a lui-même habité l'Inde pendant quinze ans. Très exalté, il a pris une part active aux luttes de la Commune en 1871. C'est de crainte d'être poursuivi comme communard qu'il passa dans l'Inde. Il eut son premier accès en 1875, après une exposition, courte cependant, au soleil ; depuis, il a eu des attaques par intervalles. A l'heure actuelle, il n'en a que très rarement et peut être considéré comme presque guéri. Célibataire.

Songe. — Les Tuileries brûlent ; Hippolyte est sur les bords de la Seine, quand tout à coup il entend une détonation et reçoit une balle dans le côté gauche de la poitrine. Puis, il voit quelque chose sortir de l'eau : c'est un drapeau rouge dont une main invisible tient la hampe ; ce drapeau grandit démesurément, s'enroule autour de lui, fait cent fois le tour de son corps, le presse, l'étouffe ; il entend un bruit d'enfer qui semble sortir des plis du drapeau : c'est comme une canonnade qui lui brise le tympan; il a la sensation que «ce bruit fait un trou au sommet de sa tête». En effet, il y a un trou ; il y tombe d'en haut une colonne de sang ; c'est du sang chaud, brûlant même, qui le perce d'un bout à l'autre et sort en un jet puissant par le pénis. La constriction du drapeau s'est affaiblie : Hippolyte porte une main au sommet de sa tête pour empêcher le sang d'entrer, et de l'autre il serre énergiquement son gland; le sang traverse la main posée sur le vertex et passe quand même ; mais le gland est serré comme dans un étau ; alors, il a la sensation de gonfler de plus en plus ; c'est le sang qui entre dans son corps et ne peut sortir. Ses pieds, ses jambes sont d'un poids énorme. Il se demande quand cela finira ; il porte sa tête à droite et à gauche pour échapper à cette colonne de sang qui passe toujours. Il «retourne ses yeux en dedans» et regarde le sang monter. Son ventre est d'une ampleur démesurée, le drapeau rouge qui l'entoure craque de tous côtés; il revoit Paris et les Tuileries qui brûlent toujours; alors, il court droit devant lui, agitant sa main gauche et serrant son gland de la droite ; le sang a gagné les épaules, puis le cou.. il étouffe... la bouche ; alors, il s'écoule à gros bouillons ; bientôt les oreilles, les yeux, le nez laissent échapper des flots de sang ; puis le crâne se dilate ; Hippolyte sent qu'il va éclater ; il se tourne vers la Seine et réunit ses forces pour crier : « Je vous em..., vive la Commune ! » Son crâne éclate avec un graud bruit : il meurt.

Mais il rêve encore : il est transporté dans une vaste salle tapissée de nuages, où dans une « clarté grise » le reçoivent les Gracques, Brutus et Babeuf. Il goûte des jouissances infinies. « C'est, comme l'explique Brutus, qu'il possède à la fois toutes les femmes du monde. » Finalement, il s'endort « dans l'enveloppement d'harmonies qui n'ont rien d'humain ».

Obs. IV. — C... (Paul), quarente-deux ans. Grand-père et grand-oncle paternels morts aliénés. Père semble avoir été d'une puissante intelligence (affaires), mais extrêmement violent. Mère vit encore, soixante-seize ans ; démence sénile. N'a eu que notre malade comme enfant.

Celui-ci est marié, sans progéniture. Pas de maladies graves dans son passé. Convulsions dans l'enfance. Première crise épileptique connue à vingt-quatre ans, à la suite d'une chute de cheval, dans laquelle Paul serait tombé sur la tête (?). Accès de délire furieux, durant de quelques heures à quelques jours après certaines de ces crises (1).

Songe. — Une horrible apparition : croupe de cheval, tête de sorcière, poitrine de femme, cheveux formés de serpents emmêlés, s'approche de lui : il la sent — à une odeur d'excréments — avant de la voir. Ce monstre porte, à la place des parties sexuelles, un tire-bouchon volumineux qu'il enfonce d'emblée dans la poitrine du patient en plein cœur. Il s'assied sur lui et l'écrase. Malgré ses souffrances, Paul reste un moment impassible, méditant comment il fera pour vaincre son bourreau dont la bouche tout près de la sienne ricane et l'infecte de son haleine. Soudain, Paul saisit le monstre aux mamelles et les tord de toutes ses forces : une lutte s'engage où l'homme s'épuise rapidement. Les serpents qui forment la chevelure du monstre se dénouent, entourent le cou de Paul, pénètrent, par ses yeux, dans son crâne qu'ils rongent : il souffre horriblement ; quand toute sa cervelle est dévorée, il meurt ou se réveille brusquement.

On est fatigué de la puérilité apparente de ces observations, et l'on se demande ce que je vois de particulièrement épileptique dans ces songes. Je vais l'expliquer.

Je dis que ce sont des « songes d'attaques ». En effet :

1° *Ces songes ne se produisent que lorsque les malades ont des attaques.*

Observation I : Lorsque Ernestine J.. fait le songe décrit plus haut, elle a de l'incontinence d'urine et de matières fécales, elle se mord la langue ; son mari — lorsqu'il est couché près d'elle — voit les attaques.

Obs. II : Ici, pas de renseignements précis ; la malade, domestique, n'est pas mariée et personne ne peut donner des renseignements sur ses nuits. Mais je la crois épileptique pour maintes raisons (hérédité névropathique, migraine ophtalmique, terreurs nocturnes, quatre ou cinq fois ecchymoses conjonctivales et piqueté hémorrhagique au réveil). Dailleurs, je le montrerai tout à l'heure, les caractères du songe, à eux seuls, forcent le diagnostic. En ce sens, c'est un beau cas pour la démonstration de ma thèse.

Obs. III : Le sujet, très observateur, a su de lui même rappor-

(1) J'ai vu ce malade, le dimanche 1er octobre 1899, dans les circonstances suivantes. J'étudiais la question des rêves et j'avais prié un ami de faire à ce sujet une enquête dans son entourage. Il m'apporta, entre autres observations, le fait de M. Paul C... qui avait de temps en temps des crises de délire furieux *après un rêve toujours le même.* Curieux d'observer un cas de « psychose post-onirique », j'insistai pour voir ce malade, pus me faire présenter à lui et l'interroger tout à mon aise. Je note ces détails ici parce qu'ils me serviront tout à l'heure.

ter ce rêve à des attaques nocturnes. Rien ne viendrait, en effet, au réveil déceler ces attaques si ce n'est tout d'abord la fatigue du comitial (mais il ressent parfois cette fatigue sans avoir eu d'accès) et des pollutions nocturnes qui sont à peu près constantes chez lui dans les nuits comitiales (1).

A rapprocher évidemment de cette sensation de striction au pénis et de ces « jouissances infinies » que ressent le malade dans son rêve final.

Obs. IV : Dans deux cas, au moins, on a vu l'attaque : une nocturne, une diurne ; le malade fit le songe décrit.

2° *Ces songes ne surviennent pas en dehors des attaques.*

Tous ces malades rêvent cependant. Marie V... a même des cauchemars très intéressants, mais les caractères en sont différents. Aucun de mes sujets ne fait le songe d'attaque lorsque ses nuits restent calmes.

3° *Ces songes sont contemporains de l'attaque : ils ne se placent, dans le temps, ni avant ni après.*

Dans l'observation de ma thèse, le fait est net ; le malade causait avec moi lorsqu'il tomba subitement : convulsions toniques, cloniques ; je le réveille à demi au moment où le stertor allait commencer ; il vient de faire le songe caractéristique.

Ernestine (obs. I) n'est pas endormie, mais assoupie, lorsqu'à deux reprises différentes elle est saisie par une attaque qui laisse le songe dans la conscience.

Le malade qui fait le sujet de mon observation IV a parfois son songe d'attaque lorsque celle-ci est diurne. Après lui, il a encore parfois du délire hallucinatoire, dont le sujet roule sur le contenu de son rêve. Donc, comme dans l'observaton de ma thèse, le songe ne se place ni avant l'attaque (période vigile), ni après (période délirante), mais dans le temps même de l'attaque.

Première conclusion : Il est des songes spéciaux — toujours les mêmes pour un même malade — qui imprègnent la conscience au moment d'une crise épileptique.

Mais ce n'est pas tout : une conclusion beaucoup plus curieuse va se dégager de l'étude de ces songes comitiaux. Mon lecteur l'a peut-être déjà devinée, et j'avouerai que c'est la première chose qui me frappa moi-même et qui me poussa à fouiller plus attentivement ces phénomènes.

(1) J'ai signalé, le premier je crois, ces pollutions nocturnes décelant les attaques épileptiques. Dans ma thèse inaugurale, j'en ai cité deux cas. Celui-ci serait donc le troisième actuellement connu dans la science.

Les songes d'attaques sont la photographie même de l'accès; je dirais — si j'osais tenter l'expression — l'onirographie de l'attaque. Décomposez les songes d'attaques de chacun de nos quatre malades, décomposez aussi leurs attaques (nous ne pouvons évidemment le faire pour Marie V..., ne les ayant pas vues); placez à côté l'un de l'autre les deux schémas que vous obtiendrez et comparez-les. Immédiatement, les rapports sautent aux yeux. *Dans l'attaque, comme dans le songe, se montrent quatre phases avec la plus grande netteté:* aura, période tonique, période clonique, stertor et résolution générale pour l'attaque; et pour le songe: aura également, deuxième temps d'immobilité, d'angoisse; troisième temps de lutte, de fuite, d'agitation: quatrième temps, mort (1).

Indiquons simplement l'aura du rêve pour nos quatre malades:

Observation I: Glissement du bras de la pieuvre de bas en haut, des pieds jusqu'aux seins de la malade. (Aura absente à l'état de veille.)

Obs. II: Pierres que lancent les pieds du taureau qui court sur la malade, et qui la frappent au ventre et à la poitrine. (Aura absente à l'état de veille) (2).

Obs. III: Coup de fusil au cœur. (A l'état de veille, douleur précordiale, palpitations.)

Obs. IV: Odeur d'excréments que dégage le monstre avant son apparition. (A l'état de veille, aura olfactive nettement accusée.)

Ces rapports entre les diverses périodes de l'attaque et du songe me frappèrent d'abord chez Ernestine J... qui, relativement intelligente, raconte son rêve avec minutie. Bientôt, guidé qar ces premières données, je poussai un interrogatoire approfondi auprès de tous les épileptiques qui me tombèrent sous la main; il faut être patient dans ces recherches et se tenir sur ses gardes pour ne pas suggérer au sujet des réponses qui perdraient dès lors toute valeur; je ne crois pas avoir enfreint cette règle.

Voilà donc deux premiers caractères des « songes d'attaques »:

(2) Il y a un cinquième temps chez notre troisième sujet: après sa mort, il se sent transporté dans un lieu de délices, il entend des harmonies divines, etc. Cette partie du rêve trouve encore son équivalent dans l'attaque vigile. En effet, ce malade m'a raconté que parfois, immédiatement après son attaque, il se levait, chantait à tue-tête, faisait une foule d'actes extravagants: toutes choses dont il ne gardait aucun souvenir. C'est un trouble psychique post-paroystique inconscient à l'état de veille, ressenti en rêve dans le sommeil.

(2) On ne peut mettre en doute que Marie V... soit épileptique: elle a des songes d'attaques. Je crois pouvoir affirmer que le traitement les aurait fait disparaître. Malheureusement, la malade a refusé mes soins.

songe plus ou moins périodique, roulant sur le même sujet et se décomposant, schématiquement sans doute, mais bien réellement, en quatre périodes.

Un troisième caractère est la *prédominance du rouge* dans ces songes: sang, feu, soleil, etc., le fond du tableau est toujours rouge. Le rêve rouge ne rencontre qu'incidemment dans d'autres états morbides, et jamais avec cette richesse de couleur. On a rapporté ces « rêves rouges » (l'expression n'est pas de moi) aux gens pléthoriques, sujets aux hémorrhagies, aux femmes approchant de leurs époques menstruelles. Mes observations me permettent, je crois, d'infirmer cette vue toute théorique. Le rêve rouge lorsqu'il l'est avec cette exagération que nous lui voyons chez nos malades, me semble être un rêve épileptique. Je ne pose cependant aujourd'hui cette conclusion que sous toutes réserves.

Je serai moins timide en ce qui concerne *le rêve de douleur cérébrale et de mort*. La lecture de mes observations a fait comprendre ce que je veux dire : remarquez cette douleur poignante, intracranienne, qui termine la lutte du sujet et précède immédiatement la mort. Voilà ce qu'on ne trouve que chez les comitiaux. Les normaux rêvent parfois qu'ils sont morts; ils se sentent rarement mourir dans leurs rêves, mais combien la sensation est différente!

Ces caractères des songes d'attaques ne se rencontrent pas chez des individus non épileptiques. Ni les cardiaques, ni les pulmonaires, ni les gastriques, ni les cérébraux n'ont des songes semblables.

Je ne sais si toutes ces remarques vaincront l'indifférence des médecins pour l'étude des rêves ; je crois cependant qu'il y a là pour le *diagnostic* de l'épilepsie quelque chose qui mérite qu'on s'y attache.

L'intérêt de ces songes est encore indéniable pour le *traitement* et le *pronostic* du mal comitial. En voici la preuve:

Ernestine J... n'accuse pas d'aura dans ses attaques vigiles; or elle en a une dans ses songes d'attaques. Cette aura, dans sa transformation onirique, c'est le tentacule de la pieuvre, visqueux, froid, douloureux, qui monte des pieds de la malade jusqu'à ses seins. C'est l'un des premiers phénomènes: il précède le stade d'immobilisation complète (convulsions toniques). C'est une aura périphérique qui part des pieds et monte au cœur. Eh bien! j'ai cerclé les chevilles de la malade de bracelets vésicants; on sait que par ce procédé on a barré la route à l'aura et refréné des attaques comitiales. Je suis la malade depuis plus de trois mois : elle n'a plus eu d'attaques, alors que, malgré le traitement bromuré (que j'ai d'ailleurs continué), elle en avait auparavant au moins toutes les trois semaines. C'est peut-être un succès thérapeutique : tout le mérite en revient à l'étude des rêves.

En ce qui concerne le pronostic, les songes d'attaques peuvent fournir des données précieuses. Le malade de l'observation IV vit à la campagne et n'était pas traité. Je lui ai imposé un traitement le 1er octobre. Le dimanche 16 octobre, il a fait le rêve suivant : Le montre s'est révélé, comme de coutume, à son odeur d'excréments (aura olfactive vigile) ; il est venu se poser sur la poitrine du patient (période tonique), puis s'est éclipsé. J'ai pensé dès lors que le rêve traduisait un accès incomplet, et j'ai prédit la disparition prochaine du songe, des attaques et du délire qui les suivait.

Je tiens à rester sur le terrain clinique. Cependant, si l'on me demandait comment il se fait qu'une aura insensible à l'état de veille soit ressentie dans le sommeil et interprétée par le rêve, je répondrais que ce n'est là qu'un phénomène ordinaire et que nos rêves traduisent parfois des affections encore latentes. En ce sens, certains faits (Arnaud de Villeneuve, Conrad Gessner, etc.) sont bien connus.

On ne s'étonnera pas non plus qu'une attaque de quelques minutes se traduise par un rêve qui semble au patient se développer en plusieurs heures. Il est de règle que des sensations très courtes donnent naissance à des rêves jugés très longs.

Que les convulsions de l'épilepsie se reflètent dans le cerveau, n'est-ce pas logique encore lorsqu'on sait qu'un mouvement passif, dans le sommeil, naturel ou hypnotique, donne souvent naissance à l'idée d'un acte en rapport avec ce mouvement ?

Quant à la douleur cérébrale et à la sensation de mort des rêves comitiaux, j'en réserve l'interprétation.

Il y a des convulsions épileptiques conscientes ; on pourrait penser que l'empreinte onirique en dénonce de demi-conscientes ; mais par horreur des hypothèses, je n'oserais dire pourquoi les songes d'attaques ne se montrent le plus souvent que dans les manifestations comitiales de la nuit.

Un dernier mot : un certain nombre d'auteurs croient, à propos de la folie, au rôle étiologique du rêve. J'ai lu beaucoup d'observations sur ce point : je ne suis pas convaincu. Je ne crois pas qu'un rêve puisse produire, à lui seul, un état délirant. Si nous remarquons que ces « psychoses post-oniriques » sont généralement transitoires, bénignes, ont souvent les caractères des troubles psychiques comitiaux, on sera peut-être en droit de se demander si le rêve incriminé n'était pas un songe d'attaque, et la psychose onirique un trouble psychique post-paroxystique.

Notre quatrième malade est certainement un exemple frappant de la circonspection avec laquelle il faut accorder au rêve un rôle prépondérant dans la genèse du délire. Chez ce malade, le trouble psychique était un trouble post-paroxystique, aux allures d'ailleurs franchement comitiales. Un examen superficiel aurait fait accorder au rêve une importance qu'il était loin d'avoir. Je n'insiste pas ; je me propose de revenir bientôt sur cette question des « psychoses oniriques ». [1]

Peu de temps après l'apparition de ce travail, M. le Dr A. Fournié, de Marmande, soutenait devant la Faculté de Médecine de Bordeaux une thèse portant pour titre : *L'onirocritie comitiale.*

Il citait deux nouvelles observations de songes d'attaques. Je reproduis ici la première de ces observations, recueillie au dispensaire des Ambulances Urbaines de Bacalan.

OBSERVATION I. — Cécile M..., 33 ans.

Père mort tuberculeux. Mère rhumatisante (?), nerveuse.

Trois frères ; deux ont fait leur service militaire, mais l'un fut envoyé aux compagnies de discipline pour insurbordination. Le troisième fut réformé pour « faiblesse » ; on aurait pu dire sans crainte pour « hystérie », car même avant de se présenter devant le conseil de révision, il avait eu des crises convulsives et une paralysie d'un bras, qui guérit subitement et dont la nature ne saurait être contestée.

La malade, non mariée, mais de mœurs dissolues, a un fils naturel âgée de 13 ans, à demi imbécile, avec mauvais instincts; l'apport étiologique du père reste évidemment inconnu.

A 14 ans, la malade, déjà tombée enceinte, reçut de son père une si violente correction, qu'elle avorta. Deux jours après, elle eut une attaque convulsive à caractères comitiaux. Elle ne suivit pas de traitement. D'autres attaques apparurent, se rapprochant de plus en plus. L'état mental ne tarda pas à s'en ressentir, la malade refusa de travailler, devint de plus en plus violente, quitta finalement ses parents pour se livrer à la prostitution. Elle s'adonna à l'alcool, suivit un traitement bromuré ; elle avait 16 ans. Les attaques s'éloignèrent tout en restant encore fréquentes. A 20 ans, elle accouche d'un fils ; au cours de cette grossesse, elle n'a que deux attaques.

A l'heure actuelle, elle a des attaques au moins tous les mois et parfois en série, jusqu'à six, douze, dans une semaine.

Passons l'examen physique et décrivons brièvement les attaques.

L'aura est très nette, c'est une aura motrice, inconsciente ou du moins amnésique. La malade tourne rapidement sur elle-même, au moins quatre ou cinq fois, pousse un cri, pâlit et tombe ; convulsions toniques avec saliva-

(1) Extrait du Journal de Médecine de Bordeaux 1899. pages 533. 545.

tion sanguinolente, grincement des dents, roulement des yeux d'une durée d'au moins deux minutes; convulsions cloniques très violentes, jusqu'à faire progresser la malade sur le sol dans un espace de un à deux mètres : puis stertor. Au réveil, hébétude, lassitude, parfois chansons obscènes hurlées à tue-tête. Souvenir de toutes ces manifestations comitiales absent, sauf pour les chansons post-stertoreuses qui laissent dans la conscience une trace légère.

Racontons maintenant le songe d'attaque:

La malade se croit sur le bord de la Garonne, à l'endroit où elle connut son premier amant. Soudain deux diables « rouges comme des homards cuits» bondissent hors de l'eau jusqu'à ses pieds. Se prenant par la main, ils exécutent autour d'elle une ronde vertigineuse qui lui fait perdre la tête; ils poussent du pied, dans leurs évolutions, la terre qui tourne en sens inverse. Cécile en a le vertige et tombe. Alors les deux diables, poussent des ricanements stridents, se précipitent sur son ventre et se coupent mutuellement la queue pour en attacher les bras et les jambes de Cécile. Immobilisée et effrayée de se sentir ainsi attachée, Cécile se console en pensant que les diables vont bientôt mourir tant ils perdent de sang par leurs plaies.

Mais voici qu'un diable, qui s'était éloigné, revient apportant une forge où flamboie un énorme brasier; tandis qu'il fait manœuvrer la soufflerie, son compagnon chauffe dans le feu un pilon de fer gros comme le bras

Quand il est bien rouge, les deux diables reviennent vers Cécile, toujours immobilisée dans ses liens, et brusquement lui enfoncent le pilon dans les parties génitales. Cécile pousse un cri et se débat énergiquement. Par un effort considérable, elle brise ses liens, se relève et se met en devoir d'écarter ses bourreaux des pieds et des mains. Mais les diables enfoncent toujours le pilon qui traverse la poitrine, le cou, atteint la tête; la douleur que produit la brûlure est violente. Soudain Cécile meurt, son crâne partant en fumée..

La thèse, très concise et très intéressante de M. Fournié, se terminait par les conclusions suivantes :

« 1° L'étude des rêves des épileptiques est de la plus haute importance: par elle, on peut arriver, sans autre secours, à poser le diagnostic d'épilepsie. C'est ce que nous appelons avec le Dr Maurice Ducosté : *l'onirocritie comitiale.*

« 2° A l'heure actuelle, l'onirocritie comitiale tire ses éléments des *rêves post-paroxystiques*, de Thomayer; des *rêves d'accès* de Ch. Féré; des *songes d'attaques* de Maurice Ducosté.

« 3° Les *rêves post-paroxystiques* de Thomayer permettent de faire le diagnostic d'un accès de petit mal nocturne, car ils traduisent dans la conscience du sujet un trouble psychique qui fait suite à l'accès.

« 4° Dans le *rêve d'accès*, le malade rêve avoir un accès, sent l'aura et les convulsions. Ce rêve est un « accès en miniature » insensible à l'état de veille. Il permet de prévoir des manifestations épileptiques prochaines quand elles ne se sont encore jamais produites, ou qu'après un temps d'arrêt elles vont réapparaître. Inversement, au cours d'un traitement dirigé contre les grandes convulsions, les rêves d'accès annoncent l'éloignement ou la cessation des accès.

« 5° Les «*songes d'attaques*» accompagnent assez souvent les crises comitiales.

On ne les trouve jamais en dehors d'elles et rarement dans les accès diurnes.

Leurs caractères peuvent se résumer ainsi: toujours les mêmes pour un même sujet, ces songes, rouges et terrifiants, « de douleur cérébrale et de mort » constituent des drames bien suivis.

On y décèle nettement, en les décomposant, les quatre périodes de l'attaque: aura, période tonique, clonique, puis stertoreuse, aussi distinctes, sinon plus, dans leur interprétation onirique que dans l'attaque vigile.

L'importance de ces songes d'attaques est considérable*:*

a) Pour le diagnostic, car leur seule constatation est un indice d'épilepsie.

b) Pour le pronostic, car, tant qu'ils existent, le sujet n'est pas guéri, et quand ils s'écourtent, la même chose a lieu pour les accès et la tendance à la guérison s'accuse.

c) Pour le traitement, car une aura périphérique, insensible à l'état de veille,peut se révèler en songe, ce qui permet de lui opposer les traitements connus.

La médecine légale peut tirer de ces songes d'utiles renseignements.

Le médecin d'assurances sur la vie doit les connaître.

Enfin la question des psychoses oniriques s'en éclaire peut-être d'un jour nouveau, car derrière le rêve auquel l'on croit devoir attribuer un rôle dans l'étiologie du délire, se cache parfois une attaque comitiale, seule responsable du trouble psychique; si bien que beaucoup de psychoses, soi-disant « oniriques », pourront être traitées et peut-être guéries, par le traitement anticomitial que la connaissance des songes d'attaques aura fait instituer.

M. le Dr Jean Reboul, de(Saint-Jean Pied-de-Port) m'a d'autre part communiqué l'observation suivante, dont je résume les indications préliminaires:

Observation. — Louise C... 27 ans.

Père et mère vivants, bien portants. Cependant le père serait peut-être alcoolique; la mère est très nerveuse.

Deux frères et trois sœurs: rien à signaler.

La malade a toujours été d'une nervosité excessive. Caractère très versatile. Dans son enfance colères violentes, dans lesquelle elle se cyanosait et perdait même conaissance. Migraines fréquentes.

A 23 ans, aprés chagrins d'amour et vie agitée, premières crises nettement comitiales qui pendant trois ans restent très nombreuses. Depuis un an la malade soumise à un traitement bromuré intensif a vu ses crises disparaitre presque complètement.

Je cite maintenant textuellement M. le Dr Jean Reboul.

Mais le point le plus curieux de l'histoire ce sont les cauchemars qui la tourmentent depuis fort longtemps. Voici ce qu'elle nous en dit. Elle a toujours beaucoup rêvé. Enfant elle était très peureuse, et sa nuit était troublée par d'horribles visions. Mais son rêve a depuis longtemps (elle devait avoir quinze ans la 1re fois: elle ne peut préciser). revêtu un caractère tout particulier. Il convient, croyons nous, d'y voir un exemple du « songe d'attaque » de Ducosté.

« C'est presque toujours à la tombée de la nuit (la malade a la peur de l'obscurité, dort toujours la veilleuse allumée) Louise C... se promène à la campagne, seule, au milieu de grands arbres, noirs. Soudain elle aperçoit à ses pieds un objet hideux — depuis la mort de son fiancé, elle voit des cadavres, horiblement mutilés, tachés de sang — alors elle souffre beaucoup il lui semble qu'elle crie. Elle s'arrête dans sa promenade — elle se se raidit, une force supérieure la tient immobile et pourtant elle voudrait fuir, d'autant qu'à ce moment elle voit surgir de l'ombre un homme toujours le même, à l'allure mystérieuse, très grand, tout noir; sa figure est affreuse, encadrée d'une grande barbe noire; il s'avance vers elle, le bras levé, semblant la menacer... Mais alors au moment où il va l'atteindre, elle retrouve ses forces, elle se débat, crie, a des convulsions terribles (tombe presque toujours de son lit) déchire ses draps, se meurtrit tout le corps; puis c'est l'inconnu: elle sent qu'elle s'en va, qu'elle meurt. Quand elle se réveille elle est très lasse, sa tête lui fait un mal affreux, on dirait qu'elle va éclater. Alors elle allume sa lampe. autrement le songe reviendrait.

Je pourrais citer une nouvelle observation personnelle de songe d'attaque, que j'ai recueillie récemment dans mon service de la Bourse du Travail de Bordeaux. Mais je crois en avoir assez dit sur ce sujet pour attirer l'attention des cliniciens.

www.ingramcontent.com/pod-product-compliance
Lightning Source LLC
LaVergne TN
LVHW012022170826
845678LV00004BA/1597

* 9 7 8 2 3 2 9 6 3 2 7 2 8 *